TRAITÉ

SUR

LA GOUTTE

Et le Rhumatisme,

PAR L. E. V.,

DOCTEUR-MÉDECIN DE LYON.

Le génie regarde toujours devant
soi et non derrière.

Traité de l'homme éclairé par ses besoins.

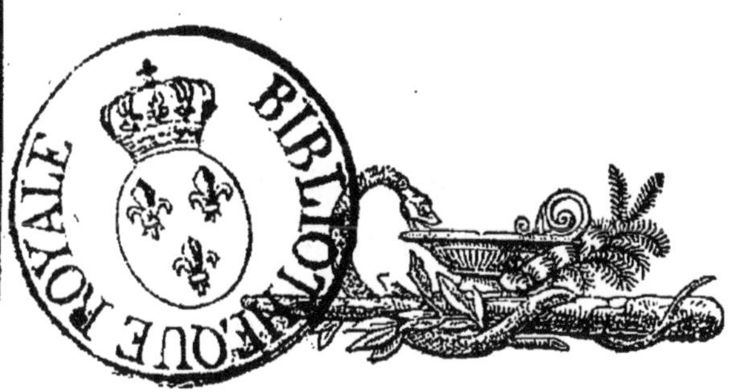

LYON,
IMPRIMERIE DE J. M. BARRET, PLACE DES TERREAUX.

1830.

TRAITÉ

SUR

LA GOUTTE

ET LE RHUMATISME.

CHAPITRE I.er

DE LA GOUTTE.

Cette maladie, qui de tout temps a donné lieu aux sarcasmes les plus amers contre la médecine, grâces aux perfectionnemens de la chimie moderne, ne résistera plus à un traitement rationnel basé sur les connaissances intimes de la cause première et matérielle de cette affection : j'aime à croire qu'on ne dira plus :

> Au Rhumatisme et à la Goutte,
> Le médecin ne voit goutte.

Caractérisée par la douleur, le gonflement, la rougeur des petites articulations, la goutte occupe presque toujours, dans le principe, celle du gros orteil ; mobile dans ses attaques subséquentes, elle peut s'étendre aux grandes articulations , et donner lieu secondairement à des troubles variés dans la plupart des fonctions , mais surtout dans les fonctions digestives.

L'étiologie de la goutte est fort obscure : elle est quelquefois héréditaire ; le plus souvent elle est acquise ; elle attaque d'ordinaire les vieillards qui ont passé leur vie dans la mollesse , les plaisirs de la bonne chère , dans les excès du vin et d'autres liqueurs spiritueuses ; de là cette fiction des poètes , que la goutte est fille de Bacchus et de Vénus. Elle se montre rarement avant la trentième année : elle attaque des individus de tous les tempéramens, de toutes les constitutions; toutefois le tempérament sanguin bilieux, une constitution forte, pléthorique, un corps gros, une tête volumineuse, une peau épaisse, ont paru y prédisposer davantage. On a pensé que la goutte pouvait se transmettre aux personnes qui cohabitent ensemble; mais cette assertion n'est pas démontrée.

Lorsque la goutte survient pour la première fois dans la vieillesse, elle n'a jamais de périodes si réglées, et n'est jamais si violente que lorsqu'elle attaque dans la jeunesse. Quand elle attaque de meilleure heure, elle est d'abord vague et peu douloureuse, ne dure pas long-temps, cesse et revient sans aucune règle, et sans garder de période certaine; mais insensiblement elle se fixe et prend un type régulier, tant par rapport à la saison de l'année où elle arrive, que par rapport à la durée de l'accès; et alors elle se fait sentir avec beaucoup plus de violence qu'au commencement.

On distingue deux espèces de goutte, dont les symptômes et la marche sont fort différens, savoir, la goutte régulière et la goutte irrégulière.

GOUTTE RÉGULIÈRE.

Elle revient par attaques plus ou moins éloignées ; elle arrive vers le mois de février ou au printemps , sans presque aucun avant-coureur, si ce n'est des sensations insolites , des engourdissemens, des spasmes , la distension des veines dans les parties que la goutte doit occuper : d'autres malades sentent comme des vents qui descendent le long des muscles des cuisses , avec une espèce de crampe. Quelques malades éprouvent une langueur générale , d'autres, une augmentation passagère de vigueur dans les jours qui précèdent l'invasion. Celle-ci est quelquefois provoquée par un écart de régime, par une impression vive au physique et au moral. Elle a ordinairement lieu au milieu de la nuit, par une douleur au gros orteil, ou à quelqu'autre articulation du pied. Cette douleur ressemble à celle qui accompagne la dislocation des os de ces parties , avec un sentiment d'une eau tiède versée sur les membranes de la partie affectée ; bientôt il survient un froid , un tremblement et une fièvre légère. La douleur, qui d'abord est supportable , devient par degrés plus fâcheuse ; et à mesure qu'elle augmente, le froid et le tremblement diminuent : cela dure ainsi tout le jour , jusqu'à ce qu'enfin le soir la douleur parvient à son plus haut point. Cette douleur ressemble , tantôt à une tension violente , ou à un déchirement des ligamens , tantôt à celle que cause la morsure d'un chien, et quelquefois à celle qui est produite par une violente compression. De plus , la partie affligée ne peut supporter le poids des couvertures, ni qu'on marche un peu fortement dans la chambre. Le malade s'agite continuellement pour trouver une position meilleure. La douleur dure ainsi environ vingt-quatre heures ; il survient alors une douce moiteur , et le malade peut reposer. A son réveil , la partie malade se trouve tuméfiée et rouge. Pendant deux ou trois jours , il reste encore un peu de douleur qui augmente sur le soir , et diminue dès le grand matin. En général , les symptômes ne s'accroissent que pendant quelques jours : ils diminuent ensuite simultanément. Souvent une légère desquamation de la peau a lieu dans l'endroit que la rougeur occupait.

La durée de cette première attaque est communément courte , lorsque la goutte ne se porte pas dans d'autres articulations. Des sueurs acides, une urine sédimenteuse accompagnent souvent la terminaison de l'attaque. L'urine dépose beaucoup d'acide urique , souvent le malade rend en urinant des graviers d'acide urique ou d'urate d'ammoniaque. Plusieurs articulations peuvent être successivement ou simultanément affectées, dans les attaques suivantes , qui ne reparaissent , lorsque la maladie est récente, qu'au bout de deux ou trois ans. Les accès reviennent ensuite annuellement, se réitèrent plusieurs fois dans le cours de l'hiver, de l'automne et du printemps, en même temps qu'ils deviennent plus longs et plus violens.

On a observé que plus les symptômes étaient intenses, plus la durée de l'attaque était courte. Cette assertion généralement vraie reconnaît des exceptions assez nombreuses.

Il n'y a dans le commencement qu'un pied affecté, puis les deux le sont ensemble ou successivement. Après les premiers accès, les articulations affectées reprennent leur souplesse et leur vigueur; mais des accès réitérés affaiblissent ces parties dont la rigidité augmente aussi par degrés. Il s'y forme des nodosités ou des concrétions tophacées d'urate de soude, et la maladie présente alors le caractère de ce qu'on appelle goutte atonique.

Durée de 14 à 21 jours.

GOUTTE IRRÉGULIÈRE.

Lorsqu'il existe des douleurs articulaires plus ou moins vives et du gonflement sans rougeur, si ces douleurs persistent, augmentent et diminuent irrégulièrement, sans jamais présenter d'intermittences, ni par conséquent d'accès, la maladie prend le nom de goutte irrégulière. Les auteurs en ont distingué trois variétés, savoir : la goutte atonique, la goutte rentrée, la goutte mal placée.

Goutte atonique. Les articulations sont faiblement affectées, ou tout-à-coup délivrées, et les symptômes les plus graves d'une affection interne ne tardent pas à se manifester. Le malade se sent abattu, faible ; cet état succède à des attaques répétées de goutte régulière. Souvent des douleurs mobiles passagères se font sentir dans les jointures ; des nodosités s'y font remarquer, mais on n'y observe ni rougeur, ni gonflement inflammatoire ; souvent les mouvemens sont encore possibles : le malade se plaint d'anorexie, de difficulté dans les digestions , d'anxiété à l'épigastre , de régurgitation , de liquides aqueux, de nausées , de vomissemens. Il est incommodé par des flatuosités , par des coliques , par la constipation ou le dévoiement.

Tel autre éprouve des palpitations , des défaillances, des bâillemens, de la dyspnée, des maux de tête, de la tristesse , de l'irascibilité. Chez quelques-uns le réveil est accompagné de douleurs vives et passagères dans les parties où la goutte a ordinairement son siége.

La goutte rentrée consiste dans la disparition subite ou la diminution trop rapide des symptômes de la goutte régulière, et le développement simultané de l'affection de quelque viscère que cette maladie n'occupe pas ordinairement. Les mêmes accidens peuvent se

manifester , mais sans succéder immédiatement à une attaque de goutte.
Seulement l'individu y est sujet ou dis-
posé par sa constitution ou par son origi-
ne , ce qui constitue la goutte mal placée. On donne encore d'autres noms à la
goutte tirés des parties où elle établit
son siége : on a appelé *podagre*
celle qui affecte le pied ; *gonagre* , celle qui affecte le genou ; *chiragre*, celle
qui s'empare des mains : la goutte enfin est appelée chaude ou froide , selon
que le malade éprouve une sensation
de froid ou de chaud dans les parties
affectées.

TRAITEMENT.

Il n'est pas de médicamens qu'on
n'ait vanté contre la goutte. Le remède
d'Archidet , l'eau de Gondran , la solu-
tion alcoolique camphrée de Scudamo-
re , le cataplasme de Pradier , ont tour
à tour joui d'une vogue usurpée ; ils
méritent de tomber dans l'oubli dont

ils n'auraient jamais dû être tirés. Ce dernier pourrait quelquefois être employé comme les rubéfians , pour rappeler aux articulations la goutte déplacée , mais il est mieux dans ce cas de se servir des moyens nombreux que nous offre la thérapeutique.

On peut prévenir les accès de goutte , comme on peut les guérir lorsqu'ils sont arrivés. Le premier cas constitue le traitement prophylactique ou préservatif ; le second cas , le traitement curatif.

I.er TRAITEMENT CURATIF D'UN ACCÈS DE GOUTTE SIMPLE.

Dans la goutte régulière , on maintient l'articulation malade à une douce température et dans une légère moiteur, en l'enveloppant de flanelle et de taffetas gommé. On donne quelques boissons aqueuses propres à favoriser la transpiration cutanée. S'il y a des signes certains de pléthore , on pratiquera une saignée , dans tout autre cas elle serait nuisible ; je connais plusieurs goutteux qui sont condamnés] à rester valétudinaires toute leur vie , pour avoir employé intempestivement ce moyen. S'il n'y a pas pléthore, et que l'individu ne soit pas dans une trop grande exaltation , on donnera pendant trois ou quatre jours , selon l'état nerveux du malade , quelques tasses , soit d'infusion de café torréfié , soit de thé vert avec addition dans chaque verrée de cinq ou six gouttes d'alcali volatil (ammoniaque). Il surviendra bientôt d'abondantes sueurs , les urines déposeront un sédiment jaunâtre , la durée de l'accès se trouvera diminué , les douleurs seront plus supportables. Il faut en même temps administrer quelques potions diurétiques , et le soir quelques gouttes de laudanum liquide , dans une eau distillée aromatique ; les reins ainsi vivement stimulés sécrèteront une plus grande quantité d'urine, et la matière morbifique sera de la sorte plus tôt éliminée. Ce traitement doit être précédé d'un vomitif ou d'un purgatif, s'il y a embarras des premières voies. S'il y a excitation du système nerveux, on administrera quelques potions anti-spasmodiques. Dans tous les cas, une attention minutieuse à se préserver du froid et de l'humidité, est de toute rigueur.

Dans la goutte irrégulière, les moyens varient à raison de la forme que la maladie affecte : l'usage des amers, des sudorifiques, des anti-scorbutiques, l'emploi des frictions stimulantes, des vêtemens de flanelle appliqués immédiatement sur la peau, ont souvent été utiles. Quelques malades se sont bien trouvés de l'usage des bains froids, mais l'administration d'un tel remède exige beaucoup de circonspection.

Dans la goutte rentrée, comme dans la goutte mal placée, les indications consistent à la rappeler sur les parties qu'elle vient d'abandonner, ou qu'elle affecte habituellement : c'est dans de pareils cas que le remède de Pradier a paru jouir de quelque avantage. Comme plusieurs personnes m'ont manifesté le désir de connaître cette composition, je la trancris ci-bas.

CATAPLASME DE M. PRADIER, CONTRE LA GOUTTE.

On prépare un cataplasme bien visqueux avec la farine de graine de lin, et on l'arrose avec la liqueur suivante :

℞. Baume du Pérou . . six gros.
Quina rouge. . . . . une once.
Safran . . . . quatre gros.
Salsepareille. . . . . une once.
Sauge. . . . . .une once.
Alcool . . . . . . trois livres.

On fait dissoudre à part le baume de la Mecque dans le tiers de l'alcool ; on fait macérer dans le reste de ce li-

quide les autres substances pendant
deux fois vingt-quatre heures ; on fil-
tre et on mêle ensemble ces deux liqueurs.

Cette teinture peut être préparée d'a-
vance pour s'en servir au besoin lorsqu'on veut en faire usage ; on en mêle
une partie avec deux ou trois fois d'eau
de chaux, et c'est avec ce mélange, qui
contient un précipité jaunâtre , qu'on
arrose la surface d'un ou de deux cataplasmes , dont on enveloppe les membres abdominaux ou thoraciques suivant les circonstances. Mais il est très-
rarement utile d'appliquer le remède
aux bras; c'est presque toujours sur les
jambes qu'on en fait l'application : or,
on emploie environ trois litres de farine
à la préparation de deux cataplasmes
destinés à envelopper les deux jambes,
depuis la plante des pieds jusqu'au-
dessous des genoux. On étend chaque
cataplasme bien chaud et épais d'environ un doigt sur une serviette, et on

verse à sa surface environ deux onces
de la liqueur, après l'avoir bien agitée
pour y mêler le précipité jaune qu'elle
contient ; on l'étend avec le dos d'une
cuillère, de manière à ce qu'elle soit
également répartie sur toute la surface
du cataplasme, sans cependant en im-
biber l'épaisseur ; on passe le cataplasme sous le membre, et on l'en recou-
vre complètement ; on enveloppe le
tout avec des flanelles ou du taffetas
gommé pour conserver la chaleur de
l'appareil. On ne renouvelle ce cataplasme qu'au bout de douze ou de vingt-
quatre heures.

Ce moyen (le remède de Pradier)
peut convenir comme palliatif et non
comme moyen curatif. L'acide urique,
excessivement âcre et caustique pour
l'économie, irrite considérablement les
articulations. Le malade n'a de guérison ou d'amendement à espérer que
lorsque cet acide trouve une base avec
laquelle il puisse se combiner et passer

à un état neutre : c'est là la marche de la nature pour opérer la guérison. L'accès de goutte ne se termine que par une abondance d'urine et de transpiration qui charrie l'urate d'ammoniaque qui vient de se former dans le corps ; ce composé existe quelquefois en si grande quantité, que plusieurs malades rendent par la vessie, après d'horribles souffrances, des calculs de la grosseur d'un grain d'orge. On donne de suite dès le début de la maladie, de l'ammoniaque dans le véhicule susdit ; on préviendra ainsi les concrétions tophacées, et les malades ne courront plus le danger d'être infirmes pour le restant de leurs jours.

2.ᵉ TRAITEMENT CURATIF DES GOUTTEUX ATTEINTS DE ROIDEUR DANS LES MEMBRES, DE CONCRÉTIONS TOPHACÉES, DE NODOSITÉS, D'AMAS DE MATIÈRES DURES ET PIERREUSES DANS LES ARTICULATIONS.

Appelé près d'un goutteux atteint de concrétions tophacées, formées à la surface des articulations, indépendamment des moyens indiqués, §. 1, je commence aussitôt à calmer l'intensité de la douleur par une potion anodine; j'administre les anti-spasmodiques, s'il est d'un tempérament irritable, éminemment nerveux; j'emploie les anti-phlogistiques, si le système sanguin prédomine, s'il est doué d'une forte activité musculaire, s'il existe enfin des signes évidens de phlogose; j'use toutefois avec modération et de grands ménagemens de ce dernier moyen, persuadé que la violence de la fièvre, l'acuité des phénomènes inflammatoires ne sont

que les effets de la maladie , effets su-
bordonnés à l'intensité de la cause morbifique , de cet agent destructeur qui
fatigue et irrite nos organes, de l'acide
urique , enfin ; j'ordonne ensuite la
soude caustique pure , et plus souvent
la potasse caustique parfaitement puri-
fiée , à la dose d'un ou deux grains plus
ou moins par jour , selon la constitution individuelle et la violence des
symptômes , dissoute dans un véhicule
approprié ; le café, le thé , ou une infusion aromatique.

L'acide urique est, comme je l'ai dit,
la cause unique de la goutte , il fatigue
notre économie tant qu'il est à l'état
libre : il faut neutraliser ses effets
caustiques , et pour cela , il est néces-
saire de lui présenter une base avec
laquelle il puisse s'associer et former
un sel neutre , miscible à nos humeurs
et soluble dans l'eau. L'alcali volatil
pourrait fournir cette base dans le cas
seulement où il n'existe pas de con-

crétion ; mais , puissant sudorifique , il n'agit alors , selon mon opinion , que sur le système exhalant , qui charrie au-dehors l'excès d'acide ; ce qui se trouve confirmé par la transpiration aigre qui s'échappe en abondance de tous les pores de notre corps.

Lorsqu'il existe quelque tophus très-ancien , il convient en outre, pour redonner de l'agilité au membre et fondre une portion de ces dépôts pierreux , de faire prendre au malade des bains tièdes de 24 à 26 degrés Réaumur , dans de l'eau distillée contenant en dissolution de la potasse caustique pure , ou de la soude pure , selon le tempérament du malade , et en plus ou moins grande quantité , selon l'énergie du système absorbant : immédiatement après la sortie du bain , il faut exactement sécher le corps avec des linges fins , et frictionner ensuite les parties affectées avec une peau de chat sauvage.

Il est à observer que les bains n'entrent que comme auxiliaires dans le traitement de la goutte qui doit être presque tout interne.

Les alcalis végétaux, ou s'emparent, comme je l'ai déjà dit, de l'acide urique des dépôts tophacés, composés d'urate d'ammoniaque, ou bien, sursaturent l'acide de ceux composés d'urate de soude. Dans le premiers cas, l'acide urique, du l'urate, d'ammoniaque, ayant beaucoup plus de tendance à l'unir, en vertu des lois de l'affinité simple, avec la soude ou la potasse, qu'avec l'ammoniaque, abandonnent ce dernier corps, qui resté libre, se dégage va stimuler et charriant au déhors l'urate de potasse et de soude de nouvelle formation, vivement les reins et le système dermoïde, les urines et transpiration redoublent et le malade, à sa grande satisfaction, se trouve guéri. Dans le second cas, les tophus, rendus solubles dans nos humeurs, rentrent dans le torrent de la circulation, et sont éliminés ensuite par les émonctoires naturels ou artificiels, comme les cautères, etc. Dans l'un comme dans l'autre cas, les douleurs déchirantes de cette atroce maladie disparaissent, et les hideuses concrétions terreuses se fondent et se dissolvent.

L'agent thérapeutique que j'offre, le moyen curatif que j'emploie, est basé, non-seulement sur les connaissances chimiques, mais encore sur les leçons sévères de l'expérience et de l'observation. Je dis, sans crainte d'être démenti, ces deux hémistiches du prince des poètes latins.

> . . . . . Quæque ipse miserrima vidi
> Et quorum pars magna fui.

3.me TRAITEMENT PRÉSERVATIF.

Dans l'intervalle des attaques il faut avoir recours à une frugalité obligée, et prendre tous les matins la préparation suivante :

℞. Potasse pure préparée à l'al-
    cool . . . . . un demi-grain.
Alcool à 3o degrés. un demi-gros.
Eau de fleurs d'oranger. }
Eau distillée. . . . . . } de chaque 3 onces.

Faites dissoudre dans un mortier la potasse par le moyen de l'alcool, et ajoutez les eaux distillées. On viendra à un grain de potasse dissous dans la même quantité de véhicule, après 15 à 20 jours d'usage. Par un moyen aussi simple les goutteux auront la douce consolation de n'être plus visités par cette hôtesse importune et cruelle; ceux chez lesquels il existe une grande quantité d'acide urique pourront aller jusqu'à deux grains de potasse pure par jour, et même plus si le cas l'exige.

La manière d'agir du remède est facile à comprendre : la potasse se combine journellement avec l'acide urique et neutralise ses effets délétères. Ce serait sans doute le cas ici de rapporter plusieurs exemples de guérison, ce qui me serait facile ; je me dispense d'avoir recours à un pareil moyen, j'énonce le fait, je serai cru, n'ayant aucun intérêt à tromper.

Chez quelques malades atteints de goutte compliquée de rhumatisme, qui supportaient difficilement la potasse pure, j'ai employé avec avantage la soude également pure et préparée à l'alcool.

1.

POTION DIURÉTIQUE QU'ON DONNE DURANT LES ACCÈS.

℞. Décoction de chiendent. quatre onces.
Sirop d'écorce d'orange. . une once.
Nitrate de potasse. vingt-quatre grains.
A prendre par cuillerée.

2.

Autre, lorsqu'il existe des coliques néphrétiques, douleurs de reins (*).

℞. Baume de copahu. . deux onces.
Huile de genièvre. trente gouttes.
Eau commune. . . . six onces.
Alcool. . . . . . . ⎫
Sirop de guimauve. ⎭ de chaque 1 once.
Mucilage de gomme arabique. *q. s.*

Delayez le baume dans l'alcool, ajoutez l'huile, puis le mucilage et le sirop et versez l'eau. A prendre deux cuillerées à bouche toutes les heures.

(*) Je connais un goutteux qui fait disparaître instantanément ces coliques néphrétiques par l'application réitérée de linges excessivement chauds sur les reins.

3.

POTION CALMANTE POUR LA NUIT.

℞. Eau distillée de fleurs d'oran-
ger. . . . . trois onces.
Sirop de nymphéa. . une once.
Laudanum liquide. quinze goutt.
A prendre en trois fois , de deux
heures en deux heures.

4.

Autre.

POTION CALMANTE AVEC L'ACÉTATE DE MORPHINE.

℞. Eau de fleurs d'oranger , deux onces.
Eau de laitue , une once et demie.
Sirop de gomme , une once.
Acétate de morphine, un grain. Mêlez.
A prendre une cuillerée à café
toutes les heures dans la journée.

MOYEN D'OBTENIR DE LA POTASSE PURE.

Pour avoir de la potasse pure, on fait digérer sur la pierre à cautère en poudre, de l'alcool rectifié et chauffé, ayant 40 degrés de rectification. Il dissout la potasse, et l'exempte de toute substance étrangère, telle que les terres et les sels, que souvent elle retient en partie. Cet alcool se colore en rouge brun ; on décante le résidu moins soluble contenant ces corps étrangers, et on sépare l'alcool, par distillation ou évaporation à siccité, de la potasse très-pure que l'on verse sur des assiettes d'argent pour l'évaporer, et que l'on conserve pour l'usage dans des vases secs et bien clos.

Employez le même procédé pour obtenir la soude pure.

CHAPITRE II.

DU RHUMATISME.

Le rhumatisme affecte les parties musculaires et fibreuses de l'économie. Quelques médecins pensent qu'il attaque aussi les capsules synoviales et les gaînes tendineuses. Le principal symptôme de cette affection est une douleur essentiellement mobile et périodique, qui augmente par la pression et surtout par le mouvement actif des parties malades. Lorsque cette maladie occupe les articulations, elle y détermine quelquefois du gonflement et de la rougeur.

La cause la plus ordinaire du rhumatisme paraît être l'exposition au froid humide ; mais elle n'en est pas à beaucoup près la cause exclusive. Cette maladie est commune chez les hommes adonnés aux travaux pénibles, qui provoquent la sueur et exposent à des suspensions de la transpiration ; on l'observe fréquemment chez les personnes qui se livrent à des marches forcées en bravant toutes les variations de l'atmosphère, et qui couchent en plein air, soit dans la saison froide et humide, soit durant les nuits fraîches des pays chauds, ou dans l'été.

Le rhumatisme se montre plus généralement dans les saisons froides et humides, dans les climats tempérés, dans les pays bas et marécageux ; sous l'influence des vents de l'ouest et du sud : il a même régné épidémiquement dans ces circonstances. Il survient quelquefois immédiatement après qu'on a conservé des vêtemens mouillés, qu'on a pris ayant chaud, des boissons froides ou un bain froid, ou qu'on s'est couché sur la terre humide, surtout quand cette cause agit sur des personnes affaiblies par la fatigue, par les veilles, par les évacuations excessives ; mais souvent il se développe sans cause apparente.

Les abus dans le régime et les excès dans les boissons disposent au rhumatisme et à la goutte ; la sobriété en préserve et prévient le retour des souffrances que fait éprouver cette maladie. Outre la cessation subite de la transpiration cutanée générale, le refroidissement d'une petite partie de la plante des pieds, par exemple chez les personnes qui ont la mauvaise habitude de marcher nu-pieds le matin ou le soir, la réfrigération d'une partie, la suppression de la sueur de cette même partie par un moyen quelconque, de la surface du corps par un vent frais, par un courant d'air qui agit à la manière d'une douche ; la suppression d'un épistaxis, d'une hémoptysie, des hémorroïdes ; des menstrues , des fleurs blanches, des lochies, du lait, des dartres, des vésicatoires , des setons, des eautères, peuvent encore déterminer le rhumatisme, ou sont déterminées par son développement occasionné par le froid.

On le voit survenir à la suite d'émissions trop souvent répétées du sperme, par excès du coït ou par masturbation, de saignées abondantes ou réitérées. Il n'est pas étonnant que le plaisir vénérien soit susceptible de déterminer l'invasion ou le retour du rhumatisme, puisque cet acte occasionne si souvent un sentiment de fatigue douloureux dans les articulations et le long des membres, chez des personnes qui d'ailleurs se portent le mieux.

On a observé qu'il se montrait communément, pour la première fois, depuis l'âge de 15 ans jusqu'à celui de 30, et qu'il était plus fréquent parmi les hommes que parmi les femmes, malgré l'assertion contraire d'Hoffmann. Les militaires y sont très-sujets, avec cette circonstance remarquable, que c'est presque toujours après être rentrés

dans leurs foyers, ou dans les garni-
sons, qu'ils en sont atteints.

Le rhumatisme se présente sous des
formes variées, à raison de sa marche
aiguë ou chronique, de son intensité
et de son siége.

On l'appelle général, s'il envahit toutes, ou du moins la plupart des articulations en même temps; latéral, quand
il n'occupe qu'un seul côté du corps;
supérieur ou inférieur, selon qu'il a
son siége dans les parties sus ou sous-
diaphragmatiques; partiel, toutes les
fois qu'il ne s'étend qu'à une ou plusieurs parties du corps; génal, lorsqu'il a son siége dans les joues; lum-
bago, quand il a son siége à la région
lombaire; sciatique, quand il occupe la
cuisse; pleuro-dynie, quand il a pour
siége les muscles intercostaux; tortico-
lis, quand il est borné aux muscles du
cou. Sous le nom de rhumatisme interne, on désigne des douleurs vagues,
errantes, passagères, qui se font sen-

tir dans le crâne, les orbites, les oreil-
les, la poitrine ou le bas-ventre, soit
chez les personnes qui ont éprouvé des
douleurs dans les articulations, ou la
continuité des membres, soit chez des
sujets dont les membres et les articulations n'ont jamais été douloureux.

RHUMATISME AIGU INTENSE OU FÉBRILE.

(FIÈVRE RHUMATISMALE DES AUTEURS.)

Cette maladie commence par un fris-
son qui est suivi de chaleur, d'inquié-
tude, de soif et des autres symptômes
de la fièvre. Après un ou deux jours
de temps et quelquefois plus tôt, il survient une douleur cruelle, tantôt dans
un membre, tantôt dans un autre, aux
épaules, aux poignets, aux genoux.
Cette douleur qui rend les mouvemens
très-douloureux, ou même impossibles,
qui passe alternativement d'un endroit
à un autre, laisse de la rougeur et
de la tumeur dans celui qu'elle occupe
le dernier.

Toutes les articulations , ou un grand nombre d'entr'elles sont affectées successivement ou à la fois ; les petites deviennent gonflées et rouges ; les grandes et les intervalles qui les séparent sont seulement le siége de douleur et de chaleur. Le moindre contact est très-douloureux ; le malade frémit à l'idée de toute espèce de mouvement ; l'immobilité à laquelle il est contraint lui est insupportable. A ces phénomènes locaux se joignent des symptômes généraux intenses : la face est rouge , le sommeil agité ou perdu , la soif vive , la langue blanchâtre , l'appétit nul , le ventre ordinairement resserré, le pouls fréquent , la chaleur élevée , l'urine foncée et rare . le sang tiré des veines se couvre de la couenne pleurétique ; dans les cas les plus graves , la céphalalgie , le délire , des mouvemens convulsifs accompagnent cette maladie , dont la durée moyenne est de six semaines à deux mois ; pendant ce laps de temps , les symptômes locaux changent fréquemment de siége, d'abord en s'accroissant, puis en conservant leur intensité, et enfin en diminuant peu à peu. On a observé quelquefois des phénomènes critiques à son déclin. Il n'est pas rare de voir survenir quelque inflammation viscérale pendant son cours; celles de poitrine sont les plus fréquentes.

Quand le rhumatisme n'est pas accompagné de fièvre, il passe souvent sous le nom de goutte, quoiqu'il en diffère essentiellement, comme savent très-bien ceux qui connaissent à fond ces deux maladies; on s'exposerait à de graves accidens si on les confondait. Dans le rhumatisme, la douleur attaque les muscles conjointement avec la membrane commune et leurs tendons, mais dans la goutte elle attaque les ligamens. Dans la goutte commençante, le siége de la douleur est principalement à la surface des ligamens, et dans la goutte ancienne l'humeur morbifique qui cause la douleur est située plus profondément, et occupe plus d'espace entre les os. Il y a encore cette différence entre la goutte et le rhumatisme : la goutte revient plus souvent, cause plus de douleur, dure plus longtems, et se guérit plus difficilement ; le rhumatisme n'attaque quelquefois une personne qu'une ou deux fois dans sa vie, ne dure pas si long-temps, et se guérit plus aisément. La douleur diffère aussi dans les deux maladies : dans le rhumatisme, elle est tensive gravative, accompagnée de froideur, et sans beaucoup d'enflure ou rougeur remarquable ; dans la goutte, elle est perçante, déchirante, et menace, pour ainsi dire, de faire crever la partie affectée qui se trouve très-enflée et très-rouge.

Le rhumatisme aigu léger qui n'est point accompagné de fièvre et qui n'occupe qu'une articulation, est caractérisé par des douleurs médiocrement intenses, qui cessent dans le repos, et qui le plus souvent ne sont accompagnées ni de gonflement, ni de rougeur ; le mouvement est douloureux, mais il n'est presque jamais impossible, sa durée est quelquefois fort courte.

———

RHUMATISME CHRONIQUE INTENSE.

Le rhumatisme chronique intense succède communément au rhumatisme aigu : il affecte un certain nombre d'articulations à la fois, ses symptômes sont des douleurs plutôt incommodes qu'aiguës pendant le jour, mais qui s'exaspèrent souvent beaucoup pendant la nuit, et deviennent atroces ; un gonflement plus ou moins considérable des parties articulaires, lorsqu'elles sont le siége du mal ; l'impossibilité d'exercer des mouvemens, impossibilité qui dépend ici de la tuméfaction des parties, des nodosités qu'elles présentent autant que de la douleur ; et dans quelques cas un dépérissement progressif, auquel peut se joindre une fièvre hectique symptomatique.

Dans le rhumatisme chronique léger,

les symptômes sont à peu près les mêmes que dans le rhumatisme aigu peu intense. Seulement ici la chaleur n'est pas augmentée ; elle est même quelquefois diminuée. Il y a moins de mobilité dans le siége, moins de variété dans les symptômes.

Les variations permanentes de l'atmosphère, et surtout les grands changemens produits par les saisons, exercent une influence très-marquée sur la marche du rhumatisme chronique : il s'exaspère presque constamment dans les temps froids et humides, et s'adoucit dans les conditions opposées. La durée du rhumatisme chronique est fort longue, ou bien il ne fait que changer de forme sans cesser, ou s'il cesse momentanément il reparaît plus tard.

Le rhumatisme a rarement une terminaison funeste : la plupart des auteurs admettent la terminaison par suppuration, mais la suppuration des muscles paraît dépendre d'une autre affection. Il n'est pas très-rare que le rhumatisme laisse à sa suite quelques traces fâcheuses ; le rhumatisme aigu donne quelquefois lieu à l'œdématie et à une faiblesse considérable des parties affectées ; le rhumatisme chronique a été suivi de contraction , d'atrophie , d'ankylose.

Les rhumatisans sont sujets à de fréquentes récidives de ce mal ; et des attaques antécédentes doivent être considérées comme une prédisposition presque inévitable à de nouvelles. Chez un petit nombre de sujets , la reproduction a lieu à des intervalles déterminés.

Le diagnostic est ordinairement facile. Dans le rhumatisme aigu intense , il faut être en garde contre les phlegmasies viscérales qui se développent sourdement et qui souvent ont déjà fait des progrès considérables quand le médecin reconnaît son existence. Les douleurs syphilitiques, nerveuses , métalliques , celles qui accompagnent l'invasion des maladies aiguës , ont aussi quelquefois simulé le rhumatisme.

TRAITEMENT CURATIF.

Une multitude de remèdes ont été préconisés dans le rhumatisme. Les principaux sont : les saignées répétées, les diurétiques, les diaphorétiques, les purgatifs, les vomitifs, les anti-scorbutiques, le quinquina, les antimoniaux, les frictions mercurielles, le calomélas, l'électricité, le galvanisme, le magnétisme, le perkinisme, la chaleur sèche dans le lit, dans une étuve, la chaleur humide dans les bains de toute espèce, dans la vapeur aqueuse ou médicamenteuse, les frictions, la flagellation, l'urtication, l'emphysème artificiel, la flanelle appliquée immédiatement sur la peau, etc.

Si ces remèdes et une infinité d'autres ont échoué, c'est parce qu'ils n'ont jamais combattu d'une manière directe la cause essentielle du rhumatisme. Les uns, émoussant la sensibilité, rendent nos organes moins aptes à ressentir de la douleur et ne font que nous soulager pour un instant ; les autres , agissant comme dérivatifs , substituent une nouvelle maladie à l'ancienne , ne font que masquer le rhumatisme qui n'en parcourt pas moins ses périodes, et ne cesse que lorsque la nature parvient à neutraliser elle-même et éliminer la matière morbifique.

Le rhumatisme , comme la goutte , reconnaît pour cause un acide particulier qui se développe dans notre organisme , et qui irrite les parties dont la sensibilité est en rapport avec sa manière d'agir. Celui de la goutte , l'acide urique porte son action sur les ligamens articulaires , celui du rhumatisme (auquel je ne donne pas d'autre nom , pour n'être pas accusé de néologisme) , qui est à peu près de la même nature avec une très-légère modification dans la qualité de ses principes élémentaires ou constitutifs , se porte sur les parties musculaires et fibreuses, et par sa présence fait ressentir ces douleurs qui caractérisent si bien cette affection.

L'opinion des médecins qui affirment que la cause du rhumatisme est la même que celle de la goutte, est donc erronée.

Comme dans la goutte, l'indication unique, fondamentale, est de neutraliser cet agent de douleur, et pour cela de lui présenter une base avec laquelle il ait beaucoup d'affinité et puisse se combiner et former un troisième corps, qui soit d'une innocuité parfaite pour l'économie. *La morphine et la chaux* remplissent cette indication parfaitement, et jouissent de cette propriété au plus haut degré. Diversement combinés et administrés intérieurement, ils triomphent en peu de jours des douleurs les plus intolérables, et si je n'avais préféré l'utilité publique à mon intérêt particulier, j'aurais dû les passer sous silence.

Tout malade atteint de rhumatisme simple, prendra pour boisson ordinaire la tisane suivante :

℞. Morphine pure . . . un grain.
Alcool à 33°. . . . . . une once.

Faites dissoudre dans un mortier de verre la morphine, et ajoutez ensuite peu à peu, eau distillée bouillante trois livres.

A prendre chaude et sans autre addition dans les vingt-quatre heures; environ quatre onces à la fois chaque deux heures. Au milieu de chaque intervalle le malade boira alternativement soit une infusion de thé vert, soit une tasse légère de café à l'eau, soit un simple bouillon plus souvent maigre que gras. On augmentera chaque jour la quantité de la morphine d'un quart de grain, on ne s'arrêtera que lorsqu'il surviendra une éruption de petites plaques rouges, ou bien une forte transpiration accompagnée de picotemens par tout le corps.

On frictionnera les parties douloureuses avec le liniment résolutif suivant :

℞. Huile essentielle de térében-
  thine. . . . . . . deux onces.
  Alcool à 40°. . . . demi-once.
  Morphine . . . . deux grains.

Faites dissoudre dans un mortier la morphine dans l'alcool, mettez dans une bouteille et ajoutez petit à petit l'huile volatile en agitant sans relâche pendant quelques minutes. Ce liniment convient supérieurement et pour calmer la douleur et pour faire résoudre les engorgemens, même les nodosités rhumatismales. Il faut ensuite recouvrir la partie malade de flanelle.

Le malade prendra tous les jours, s'il est possible, un ou deux grands bains d'une demi-heure, avec de l'eau de chaux chaude à 28 degrés. Ce bain sera préparé avec de l'eau très-pure dans laquelle on fera dissoudre $1/500$ de chaux. Si on peut se procurer de l'eau distillée, les effets seront plus prompts et plus marqués. Il faudra renouveler l'eau du bain toutes les fois qu'on apercevra une croûte légère qui ridera sa surface.

Ce traitement sera précédé d'une saignée au bras, ou de l'application de quelques sangsues sur la partie affligée, s'il se trouve réunie une série de symptômes qui annoncent évidemment une trop forte fièvre inflammatoire ; dans le cas contraire il faudra s'en abstenir complètement. La fièvre est le grand moyen dont se sert la nature pour se débarrasser des agens de destruction qui se développent dans l'économie ; c'est donc enrayer ses efforts médicateurs que de tirer du sang.

Si par un accident quelconque, comme un refroidissement subit, l'usage intempestif de quelque topique répercussif, etc., le rhumatisme se déplace et se porte sur quelque organe important, de manière à compromettre les jours du malade, il faut de suite appliquer et maintenir sur la partie primitivement douloureuse, soit un sinapisme, soit un vésicatoire actif.

Le rhumatisme peut se trouver compliqué des accidens de la goutte : dans un cas pareil il faut associer le traitement de l'un avec le traitement de l'autre ; c'est-à-dire, combiner l'administration de l'ammoniaque et de la potasse avec la morphine et la chaux. Il n'est pas possible de tracer une règle de conduite invariable parce qu'il peut se présenter une infinité de circonstances que l'esprit le plus subtil, l'imagination la plus active ne peuvent prévoir. Les saisons, les tempéramens, le sexe, l'âge, le degré de simplicité ou de complication, etc., présentent toujours la maladie sous de nouvelles phases. C'est au médecin habile dans son art à varier sa méthode curative selon les occurrences ; par les moyens que j'indique, diversement modifiés, les malades ont toujours vu leurs efforts et leur patience couronnés d'une guérison assurée et durable.

FIN.